Ricord.

M.M. les

Membres.

itres

cientif.

(1844.)

127

L 27
Ln 17477
A

BIBLIOTHEQUE ROYALE

A MM. LES MEMBRES

DE LA SECTION DE

MÉDECINE OPÉRATOIRE

DE

L'ACADÉMIE ROYALE DE MÉDECINE.

MESSIEURS,

Permettez-moi de vous présenter la note des titres sur lesquels je crois devoir appuyer ma candidature à la place vacante dans votre section.

1° Le vaste champ d'observations de l'hôpital des vénériens a toujours eu des représentants à l'Académie de médecine. Depuis la mort de l'honorable M. Cullerier, cette

1844

place n'est pas remplie. Je suis aujourd'hui le plus ancien chirurgien de cet hôpital.

2° J'ai créé, depuis treize ans, un enseignement clinique à l'hôpital du Midi, dont le succès a dû prouver l'utilité.

En 1842, les élèves du cours, des médecins étrangers et des collègues des hôpitaux ayant suivi la clinique, m'ont offert une médaille d'or, comme preuve de leur satisfaction.

3° J'ai professé pendant plusieurs années des cours de médecine opératoire dans l'ancien amphithéâtre de la Pitié, et des cours de pathologie spéciale à l'école pratique.

4° Mémoire sur des faits observés à l'hôpital des vénériens de Paris, lu à l'Académie de médecine, et inséré dans la collection de ses Mémoires.

5° Application plus spéciale du spéculum à l'étude générale, au diagnostic et à la prophylaxie des maladies vénériennes.

6° J'ai fait les premières recherches, ainsi que les Mémoires de l'Académie en font foi, sur les injections intra-utérines. J'ai indiqué les précautions à prendre, les meilleurs procédés à employer, la quantité et les qualités de liquides à injecter ; j'ai décrit les accidents passagers qui pouvaient survenir , et sur la nature desquels on s'est souvent mépris ; accidents qui ressemblent beaucoup à quelques uns de ceux que déterminent certaines injections pratiquées dans la tunique vaginale pour la cure radicale de l'hydrocèle, et n'ayant pas plus de gravité qu'eux.

On pourra se convaincre que tout ce qui a été fait depuis, a été à peu près copié sur ce que j'avais écrit ou enseigné dans mes leçons.

7° Mémoire sur l'inoculation artificielle de la syphilis.

Ce mémoire a été lu à l'Académie de médecine et publié en entier à Londres, dans la Lancette anglaise.

8° Collection de mémoires de médecine, de chirurgie et de médecine opératoire (in-8°, 1834).

Traduction hollandaise, par J.-S. Mulder, Utrcoht, 1836.

9° Mémoire sur l'emploi de l'onguent mercuriel contre les inflammations érysipélateuses de la peau. Ce mémoire a obtenu une mention honorable de l'Académie des sciences, dans le concours des prix Monthyon.

10° Traité pratique des maladies vénériennes, et recherches critiques et expérimentales sur l'inoculation appliquée à l'étude de ces maladies (in-8°, 1838), dont j'ai fait hommage à l'Académie.

Cet ouvrage a obtenu une médaille d'or de 1,500 francs, décernée par l'Académie des sciences, et sur le rapport d'un honorable membre de votre section.

Il a été traduit en hollandais, par le docteur J.-T. Focke (Amsterdam, 1839);

En allemand, par le docteur Hermann Muller (Leipsick, 1838);

En anglais, par le docteur Doane (New-York, 1842), avec souscription motivée par MM. les professeurs Pott, Francis, Mott, Rodgers, Parker, Patisson.

En italien, par le docteur Verga (Pavie, 1842).

Cet ouvrage a été presque entièrement reproduit dans la nouvelle édition du dictionnaire de Samuel Cooper; dans le traité publié à Londres, 1842, et qui m'est dédié par un de mes élèves, M. le docteur Acton, avec de nombreuses additions extraites de mes leçons cliniques ; et dans le traité que m'a aussi dédié M. Langston Parker, publié à Londres, 1839.

C'est l'ouvrage qui a eu le plus d'influence sur tout ce qui s'est fait en syphilographie dans ces derniers temps, ainsi que le prouvent entre autres les ouvrages de MM. Beaumès de Lyon, Carmichael de Dublin, Mayo, Colles de Londres, etc., et la polémique, et les nombreux articles de journaux, mémoires, thèses inaugurales soutenues sur mes doctrines, soit à la Faculté de Paris, soit dans les facultés étrangères. Mes recherches ont conduit à un diagnostic plus précis, à la connaissance plus exacte de la filiation des symptômes de la syphilis et à l'application plus méthodique du traitement qui convient à chacune de ses phases.

Dans le rapport fait à l'Académie des Sciences, on insiste particulièrement sur l'administration, mieux précisée du traitement mercuriel.

11° Commentaires, notes et additions au traité de la syphilis de Hunter, traduit par M. Richelot.

Ce que j'ai ajouté à l'œuvre de Hunter, en a presque doublé l'étendue et a mis cet admirable ouvrage au niveau de la science.

12° Clinique iconographique de l'hôpital des Vénériens, 7 livraisons ont déjà paru. J'en ai fait hommage à l'Académie.

13° Divers mémoires sur l'emploi méthodique de l'iodure de potassium à hautes doses dans les accidents syphilitiques auxquels j'ai donné le nom d'accidents tertiaires (*Bulletin thérapeutique*).

14° Mémoire sur l'action pathogénique de l'iodure de potassium (*Bulletin thérapeutique*).

Les différents articles que j'ai publiés sur l'iodure de potassium ont eu l'influence la plus heureuse pour l'adoption de cette médication si héroïque, ainsi que le prouvent tous les écrits publiés depuis en France et à l'étranger.

15° Mémoire sur l'ophthalmie blennorrhagique et son traitement, tendant à établir les deux variétés de cette affection : l'une franchement catarrhale, l'autre catarrho-rhumatismale et coïncidant avec l'arthrite blennorrhagique (*Bulletin thérapeutique*).

16° Mémoire sur la blennorrhagie de la femme (*Journal des connaissances-médico-chirurgicales*).

J'ai le premier employé l'azotate d'argent, soit solide, soit en solution, dans le traitement de la blennorrhagie utérine et vaginale : dans le catarrhe utéro-vaginal.

J'ai insisté sur la nécessité d'isoler les surfaces muqueuses à l'aide du tanponnement *sec,* on fait avec de la charpie enduite ou imbibée de substances médicamenteuses.

17° Mémoire sur les affections vénériennes du testicule.

La première partie a été publiée dans le journal de Chirurgie de **M.** Malgaigne. La seconde partie de ce mémoire, inédite, mais déjà enseignée dans mes leçons cliniques,

BLIOTHEQUE ROYA

et esquissée dans un article du Bulletin thérapeutique, renferme l'histoire du sarcocèle syphilitique et la distinction importante que j'ai établie entre le sarcocèle fibreux (albuginite) et le sarcocèle gommeux (tubercule syphilitique).

18° Cours clinique complet sur les maladies vénériennes, publié en anglais dans le *Provincial medical journal.*

19° Collaboration pour un grand nombre de questions de médecine et de chirurgie, publiée dans les différents journaux.

20° Mémoire sur le ptyalisme mercuriel et un traitemement nouveau par l'acide chlorhydrique.

21° Cours clinique sur les rétrécissements de l'urètre.

22° Nouvelle méthode opératoire pour la circoncision, deux procédés :

1° Section ovalaire permettant de couper en un seul temps la peau et les surfaces muqueuses , avec application préalable des points de suture , garantis par une pince fenêtrée qui met le gland à l'abri de l'instrument tranchant ;

2° Section en quatre temps : Une incision supérieure, une incision inférieure en traversant d'abord le prépuce à la base du frein et en divisant jusqu'au limbe, puis résection, à l'aide du bistouri, des deux lambeaux latéraux préalablement maintenus entre les mors d'une pince à pansements. On emploie ce procédé toutes les fois qu'il y a impossibilité de déplacer le prépuce.

23. Nouvelle méthode pour la cure du varicocèle par la ligature sous-cutanée. Ce mémoire a été lu à l'Académie royale de médecine.

Premier procédé : ligature à anse simple, ne laissant qu'une seule ouverture.

Deuxième procédé : nœud coulant à anses doubles ; c'est le plus généralement adopté aujourd'hui.

La ligature sous-cutanée est l'opération la moins douloureuse, celle qui entraîne le moins de suppuration, le moins de destruction de tissus, et par conséquent met à l'abri des cicatrices vicieuses et des difformités de ces organes, auxquels beaucoup de personnes attachent tant d'importance, et souvent même une certaine coquetterie.

Déjà j'ai pratiqué plus de 160 opérations à l'aide de cette méthode.

Dans les deux derniers mois qui viennent de s'écouler, j'ai opéré six malades à l'hôpital et deux à la maison de santé de la rue de l'Ourcine, dont je suis le médecin en chef. Jamais je n'ai eu d'accidents graves. J'affirme n'avoir jamais perdu de malades. Parmi tous ceux qu'il m'a été donné de revoir, les récidives ne m'ont pas paru plus fréquentes par ma méthode que par celles des autres.

J'ai du opérer de nouveau trois de mes malades. Chez l'un la récidive n'a eu lieu que dix-huit mois plus tard, ce qui doit mettre en garde contre la valeur des procédés qui n'ont pas encore reçu la sanction du temps.

Dès mes premières opérations j'ai successivement employé les fils de lin, les fils métalliques, et j'ai donné la préférence aux cordonnets en soie.

Un des principaux avantages de ma mé-

thode, consiste dans la facilité qu'on a d'en-
lever à volonté les ligatures, en cas d'accidents.

24° Nouvelle méthode pour l'urétro-plas-
tie à l'aide de la contre-ouverture périnéale ;
ce mémoire a été lu à l'Académie royale de
médecine et couronné par l'Académie des
sciences dans le concours des prix Monthyon
(médaille d'or).

25° Urètro-génie ou formation d'un nouveau canal destiné à remplacer la totalité
de la région spongieuse de l'urètre détruite
par un ulcère phagédénique. L'observation
a été lue et le malade présenté à l'Académie
royale de médecine.

26° Résection des deux tiers inférieurs du
radius avec désarticulation radio-carpienne
de cet os, qui a eu pour résultat de conser-
ver au malade une main dont il a pu se ser-
vir pour écrire et porter des fardeaux assez
lourds. L'observation a été lue à l'Académie royale de médecine et le malade a été
soumis à son observation.

27° J'ai le premier pratiqué, à Paris, la
désarticulation de la mâchoire inférieure, et

j'ai montré la pièce pathologique à l'Académie royale de médecine.

28° Modifications du procédé opératoire pour la résection du rectum , consistant dans la ligature successive des artères au fur et à mesure qu'on les incise, ce qui met à l'abri des hémorrhagies si graves et si difficiles à arrêter sans cette précaution préalable *(Gazette médicale de Paris)*.

29° Modification de l'opération de la castration qui consiste à mettre à nu le cordon testiculaire, à le saisir et le fixer dans les mors d'une pince valet à patin, puis à en faire la section pour procéder ensuite avec moins de douleur à l'ablation du testicule. Cette pince que je substitue aux doigts d'un aide, est plus efficace pour empêcher le retrait du cordon toutes les fois qu'on le redoute, elle est aussi moins embarrassante et permet de faire plus facilement la ligature ou la torsion isolée des artères du cordon.

30° Nouveau procédé pour la cure radicale de l'hydrocèle à l'aide de la suture enchevillée. Sept malades ont été opérés, tous avec succès. Je lirai prochainement à l'Académie royale de Médecine un mémoire sur cette question.

31° Avant qu'on ne songeât à faire des injections d'iode pour la cure radicale de l'hydrocèle, j'employais l'iode en applications extérieures.

J'ai publié dans la *Gazette des hôpitaux* plusieurs guérisons par cette méthode qui semble avoir conduit à celle de M. le professeur Velpeau.

32° Mémoire sur l'état du sang dans les maladies réputées vénériennes.

Recherches cliniques et expérimentales faites conjointement avec M. Grassi, pharmacien en chef de l'hôpital du Midi.

Ce mémoire est encore inédit, mais plusieurs des résultats que j'ai obtenus ont été déjà publiés et notamment mentionnés dans l'excellente thèse inaugurale de M. Mac Carthy, un de mes internes.

Ces recherches m'ont conduit à l'étude de la chlorose syphilitique, et à l'emploi méthodique du fer dans le traitement de certains accidents constitutionnels.

33° Mémoire ayant pour titre : diffé-
rence entre la blennorrhagie et le chancre,
le chancre urètral constituant seul la blennorrhagie virulente. Ce mémoire, lu à l'A-
cadémie royale de Médecine, a été accom-
pagné de pièces pathologiques qui ont
définitivement démontré l'existence des
chancres urètraux profonds.

34° Bien que je sois convaincu qu'il faille
le moins possible, encombrer notre arsenal
de chirurgie, de nouveaux instruments;
cependant je crois devoir mentionner ceux
que j'y ai placés, et dont l'utilité a été con-
firmée par l'expérience.

35° Speculum bivalve généralement adopté à cause de l'avantage que présentent les
modifications que j'y ai apportées, et de la
précision des principes que j'ai établis pour
son application. Ces principes ont été repro-
duits dans presque tous les ouvrages classi-
ques récemment publiés sur ce sujet;

36° Seringue à double corps de pompe
pour les injections intra-utérines;

37° Pinces-érignes à coulisses pour la
résection des amygdales;

38° Modification de l'amygdalotome, permettant de ramener l'amygdale hors de la bouche, au lieu de la refouler dans l'arrière-gorge, comme on le fait avec les autres instruments de même nature;

39° *Coarctotome;* le plus simple de tous jusqu'à présent. On opère avec, d'après la théorie de la sonde cannelée et du bistouri caché ou découvert à volonté. Cet instrument est le moins cher de tous, le plus facile à nettoyer et à manœuvrer;

40° Serre-nœud à plaque et à vis de rappel pour l'opération du varicocèle par le procédé à anse simple;

41° Serre-nœud en arc ou en éperon pour l'opération du varicocèle dans le procédé par nœud coulant à anses doubles;

42° Instrument pour la circoncision qui permet de faire en un seul temps la section du prépuce et de placer les sutures.

En soumettant les travaux qui précèdent à l'appréciation impartiale de MM. les membres de la section de médecine opératoire, et leur faisant observer que j'ai déjà été mis sur la liste de présentation pour la section de pathologie externe, je les prie de recevoir l'assurance des sentiments de haute considération avec lesquels j'ai l'honneur d'être,

Leur très humble serviteur,

RICORD.

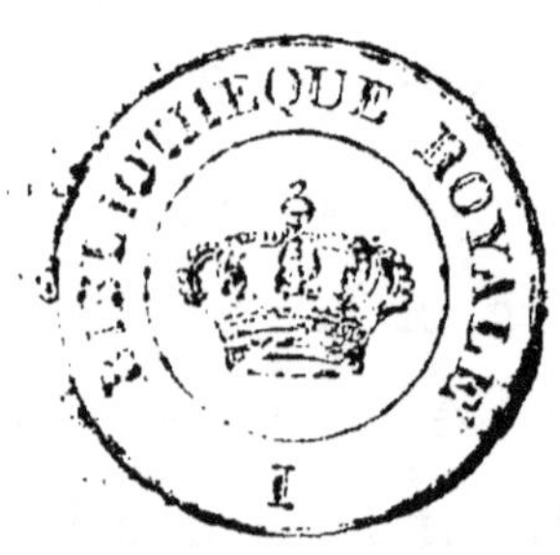
BIBLIOTHÈQUE ROYALE

Paris. — Imprimerie de LACOUR et Cie, rue S.-Hyacinthe-S.-Michel, 33.

www.ingramcontent.com/pod-product-compliance
Lightning Source LLC
Chambersburg PA
CBHW051219050726
47594CB00007B/3289